LA VÉRITABLE CAUSE

DES

MALADIES

ET LE

MOYEN DE LES GUÉRIR,

MIS A LA PORTÉE DE TOUS LES HOMMES DE BONNE FOI QUI VEULENT CONSERVER OU RECOUVRER LEURS FORCES ET LEUR SANTÉ.

BEAUVAIS,

DE L'IMPRIMERIE DE MOISAND.

1841

PRÉCIS

DE LA

NOUVELLE DOCTRINE MÉDICALE

De James MORISON,

PRÉSIDENT DU COLLÈGE DE SANTÉ DE LONDRES,

ou

PENSÉES EXTRAITES

DE SON OUVRAGE INTITULÉ :

NOUVELLES VÉRITÉS,

PAR C. F.,

Membre du Collège de Santé de Londres, Propagateur de l'Hygéisme en France.

Prix : 25 centimes.

Cet ouvrage se trouve seulement à ST-JUST-EN-CHAUSSÉE (Oise).

1841.

Les formalités ayant été remplies, on poursuivra les contrefacteurs.

PRÉFACE.

Lisez et méditez.

UNE découverte qui intéresse au plus haut point notre bien-être a été faite en médecine par un citoyen ami de l'humanité. M. James Morison, de Londres, a résolu le problême difficile de trouver un purgatif qui agisse sur la masse totale des humeurs, sans laisser d'impression fâcheuse sur nos organes. Les succès qu'il obtint sur lui-même en se guérissant d'un mal de trente années, l'ont engagé à faire connaître le remède qu'il avait trouvé. Sa position dans le monde, le rang qu'il y occupait, avant sa découverte, l'estime dont il a toujours joui, éloignent tout soupçon de charlatanisme et d'imposture. Son système s'appuie sur des principes certains et sur des faits irrécusables. Tous les hommes de bonne foi, valides ou non valides, reconnaîtront si notre langage est celui de la vérité.

PRÉCIS
DE LA
NOUVELLE DOCTRINE MÉDICALE.

Du Sang.

LES médecins conviennent que de la pureté du sang dépendent le bien-être et la santé de tous. De là cet aphorisme posé dans nos facultés : Le sang charrie, sans nul doute, un principe producteur des maladies. Pour nous, la cause des maladies est aussi dans le sang, et le principe qui les produit est l'humeur qui altère la qualité du sang, y séjourne, et s'y putréfie. C'est sur les observations suivantes que s'appuie notre opinion. Qu'a-t-on découvert, à l'aide du microscope, dans le sang d'un malade ? Des particules hétérogènes, des parcelles de pus roulant avec lui, et s'opposant à sa libre circulation dans tout le système. Qu'à-t-on observé dans le corps d'un individu qui a été traité par les sangsues et les saignées et qui a succombé, parce qu'on n'a pu déraciner la cause du mal ? Une masse d'humeurs de différentes espèces, du sang coagulé, qui a d'abord obstrué tel ou tel organe, et qui l'a enfin détruit. M. Magendie lui-même a corroboré notre système, lorsque, par suite de l'injection de certaines substances rendant le sang plus épais, il a produit des inflammations des poumons à toutes les périodes. Donc, les maladies proviennent de ce que le sang ne circule pas librement dans les vaisseaux qui le contiennent, et de ce qu'il est épaissi par les humeurs. Il suit de là que la maladie varie selon que l'humeur est plus ou moins âcre, plus ou moins épaisse. Ce n'est donc pas sur le sang que doit agir la médecine, mais sur l'humeur. On croit soulager un malade en le saignant, et l'on ne pense pas que tôt ou tard les facultés intellectuelles diminuent avec les forces, et que les humeurs dominant le sang engendreront l'hydropisie, la jaunisse, la folie, etc., etc.; au contraire, chassez les humeurs, purifiez le sang, et vous obtiendrez des avantages incalculables pour le bien de l'humanité. C'était l'opinion du célèbre Hamilton, médecin d'Edimbourg, qui disait dans ses dernières années : Si j'avais à recommencer ma carrière médicale, je traiterais la plupart des maladies par les purgatifs.

Des Alimens.

TOUTE nourriture bonne dans sa nature, est convenable, et si l'on ne peut manger de chaque chose, c'est que le corps est malade. Or, dans ce cas, les humeurs souillent et corrompent le manger. Quand les humeurs sont bonnes, elles convertissent toute la nourriture de la manière la plus avantageuse pour la santé. Mais comment guérira-t-on une telle indisposition? Seulement par la médecine végétale universelle, qui dégage le corps des impuretés qui nuisent à la digestion, et qui devra être employée tant que durera la maladie. Pourquoi ne conseillons-nous pas d'autre médecine que celle-ci, parce que les autres purgatifs répétés coup sur coup ne peuvent être employés comme celui-ci sans danger. C'est là le secret que les anciens n'ont point trouvé, et qui élève le remède de M. Morison au-dessus des plus utiles découvertes.

Tempéramens faibles.

A vous entendre, dira le lecteur, une personne jeune et délicate, âgée et faible, pourra supporter les effets d'une purgation souvent répétée? Oui, sans doute, car cette débilité dont on se plaint, cette faiblesse qui inquiète, ne proviennent pas de la nourriture excellente que beaucoup de gens faibles et débiles ont à leur disposition. Il existe une autre cause, c'est la mauvaise condition des humeurs et l'impureté du sang. En écartant le mal, cette langueur se dissipera; en purifiant le sang, en liquéfiant les humeurs, les forces reviendront avec la santé. Les personnes d'une constitution faible, au lieu de craindre la médecine végétale, doivent en prendre de plus fortes que les sujets vigoureux. La poitrine, l'estomac, les intestins ne s'usent pas plus en se purgeant que le cerveau ne se détériore en se mouchant. Au contraire, l'un et l'autre sont dégagés par cette excrétion des humeurs surabondantes.

De l'Air.

LORSQUE l'estomac et les poumons sont remplis d'humeurs viciées, au travers desquelles l'air ne peut pénétrer, alors les symptômes d'une maladie varient en bien ou en mal, suivant que l'air est plus ou moins raréfié, plus ou moins humide. Mais là s'arrête l'influence de l'air, et lorsque ces organes sont débarrassés des humeurs qui les fatiguent, on jouit de la santé dans toutes les températures et sous toutes les zônes.

Education prématurée.

RIEN n'est plus nuisible à la santé des enfans et à leur bien-être, dans un âge avancé, qu'une éducation précoce. Outre le dégoût que l'étude cause ordinairement aux enfans, le travail occasionne une réaction nuisible sur le cœur et sur l'estomac. D'ailleurs, il n'est pas rare de voir des enfans qui commencent leurs études à six ans, n'être que des sots pendant toute leur vie, après avoir été des prodiges à douze ans.

Dispositions de l'Esprit.

A une époque où les systèmes se forment, se détruisent et se remplacent avec tant de rapidité, il n'est pas étonnant que l'esprit n'aborde qu'avec précaution les améliorations qu'on lui propose. Cependant il est besoin d'une conviction profonde pour retirer de la purgation végétale tous les avantages qu'elle promet. Nous ne voulons pas dire par là que la médecine ne produit son effet que sur ceux qui la prennent avec une confiance aveugle, mais nous voulons faire comprendre qu'il n'y a point de guérison possible sans persévérance. On ne doit craindre ni le nombre ni la force des doses, tant que le corps n'est pas dans son état normal. Souvent le courage nous manque, parce que notre conviction n'est point parfaite, et le plus léger malaise, la crise la moins inquiétante nous portent à la défiance. Malgré des millions de guérisons, il suffit qu'un malade incurable et abandonné des médecins succombe, pour que nos doutes se réveillent, ce qui me rappelle un fait dont chacun pourra tirer profit. Une dame des environs de Beauvais (Oise), conseille à son frère, malade depuis longtemps, mais sans garder le lit, de prendre les pilules de M. Morison. Cet homme y consent, et il prie sa sœur de lui en envoyer. Mais cette dame était à peine de retour chez elle, qu'un exprès lui apporte la nouvelle que son frère est mort. Supposez que ce malade ait pris des pilules le jour de sa mort. Aurait-on dit qu'il était trop tard; que déjà il y avait altération d'un organe; non, sans doute, mais on n'aurait pas manqué de dire que le remède l'avait empoisonné. Pour nous, il est prouvé que l'on meurt par les sangsues et par les saignées ; que l'on meurt par l'émétique et le mercure; mais on meurt, malgré la médecine végétale, et non à cause d'elle. Si les médecins en doutent, qu'ils requièrent l'ouverture du cadavre de celui qu'ils prétendent avoir été tué par notre remède, et ils reconnaîtront, à la vue des organes altérés dès longtemps, que le remède n'a pas causé la mort, mais qu'il est devenu impuissant, parce qu'il a été employé trop tard.

Des Cheveux.

SI le corps est affaibli par la maladie, les cheveux tombent ; s'il est aussi sain qu'il doit l'être, il en arrive autrement. Mais nous allons avancer un fait qui paraîtrait incroyable, s'il n'était attesté par des hommes de bonne foi, au nombre desquels se trouve M. Morison, c'est que la médecine produit un effet contraire à celui du chagrin. Celui-ci fait grisonner et blanchir les cheveux, la purgation végétale empêche l'un et l'autre.

De la Bouche et des Dents.

TOUTES les maladies de la bouche et des

dents sont guéries, au bout de quelques mois, par l'emploi de la médecine végétale universelle. Elle facilite la dentition chez les enfans, en débarrassant les gencives des humeurs âcres qui privent les racines de leur nourriture.

Mauvaise Haleine.— Transpiration forcée.

CES deux affections indiquent la source corrompue d'où elles dérivent. Pour y mettre fin ou pour cacher ces infirmités aux yeux du monde, on emploie des palliatifs odoriférans. Qu'on les remplace par la médecine, et bientôt on reconnaîtra que notre système s'appuie sur des principes vrais et durables.

Du Tabac.

L'USAGE de la pipe ne saurait être condamné, parce qu'elle facilite l'évacuation des humeurs de la poitrine, comme les évacuations qui s'opèrent par le nez et par la bouche facilitent le dégagement du cerveau. L'habitude de fumer délivre le corps des liquides qui s'y coagulent et qu'il serait difficile de chasser par d'autres moyens. L'usage de fumer ne peut donc qu'être profitable à ceux qui aiment la pipe, mais ici, comme dans beaucoup d'autres choses, nous recommandons la modération.

De la Toux.

LORSQU'UNE toux est étouffée, elle est dangereuse, parce qu'il y a engorgement d'humeurs dans les poumons, et elles ne peuvent se faire jour. Lorsqu'une toux est sèche ou forte, elle n'est point à craindre; on peut l'arrêter en quelques jours par la médecine végétale qui occasionne une abondante expectoration.

De la Consomption.

IL y a consomption, lorsque les humeurs âcres et vicieuses s'arrêtent, se fixent sur les parois des poumons, c'est ce que nous a appris la dissection d'un cadavre. Chassez donc les humeurs, dès le début de la maladie, et vous recouvrerez la santé; mais c'en est fait de vous, si vous commencez le traitement, lorsque déjà une expectoration graveleuse atteste que les poumons sont attaqués. La médecine végétale employée à cette période de la maladie ne peut rien, mais aussi elle est trop douce pour nuire, et l'expérience nous a appris qu'elle allège les souffrances.

De la Fièvre.

DANS toutes les circonstances, la fièvre est produite par l'effort que fait le sang pour se dégager des humeurs qui en gênent la circulation. La douleur qu'occasionne une blessure donne la fièvre, en interrompant le cours du sang, ce qui le fait circuler avec plus de force. La fièvre bilieuse, la fièvre scarlatine, la fièvre de la rougeole, la fièvre cérébrale, la fièvre typhoïde, etc., sont produites par les humeurs. Laissez les humeurs s'épaissir par l'inflammation que produit le défaut de circulation, et elles attaqueront le tronc ou la tête, elles corroderont les parois d'une veine, et la guérison sera impossible, n'importe par quels moyens. Que de temps pour guérir les fièvres par les moyens ordinaires, et combien un tel traitement laisse de faiblesse et de malaise. Avec la médecine végétale prise à forte dose, elle disparaissent comme par enchantement, et sans que la débilité en prenne la place. Au contraire, elle donne au sang un état de pureté qui lui permet de distribuer l'énergie dans toutes les parties du corps.

L'expectoration, la suppuration, les matières

rendues par le nez, les yeux et les oreilles, prouvent que c'est dans le dégagement des humeurs que la nature trouve du soulagement, et nous nous refuserions à suivre la voie qu'elle nous trace. O funeste inconséquence, que tu as fait de victimes !

Vomissement.

LA médecine guérit souvent, en provoquant le vomissement, mais cet effort de la nature pour se débarrasser des humeurs qui tapissent la poitrine et l'estomac n'offre aucun danger, il ne fatigue point. D'ailleurs l'estomac a, comme les intestins, une organisation forte et puissante, et la médecine ne produit pas sur lui plus d'effet que le mal de mer, qui dure quelquefois nuit et jour. Ce qui le prouve, c'est le bien-être inaccoutumé qu'on ressent à la suite du vomissement occasionné par la médecine végétale.

Des Cancers.

L'HUMEUR cancéreuse est de la nature la plus corrompue. Aucun autre remède que la médecine prise à forte dose et pendant longtemps ne saurait détruire ce virus. Elle dégagera le corps des humeurs et régénérera le sang. On devra compléter le traitement par l'application des cataplasmes émolliens, quand il est possible de le faire.

Des Maladies organiques.

UNE maladie causée par l'augmentation graduée d'une humeur qui se fixe sur les parois d'un organe, lorsque cette humeur en altère l'action, s'appelle maladie organique. D'après cette définition, toutes les maladies pourraient être regardées comme des maladies organiques, puisque l'altération des organes donne la mort. Rendons au sang sa pureté et sa force, dès le principe du mal, et dès-lors nous n'aurons plus à craindre le mal que nous redoutons. Si nous laissons, au contraire, à l'humeur le temps de corroder les tissus ou d'obstruer, en se durcissant, les vaisseaux sanguins, nous n'aurons plus d'espoir que dans le scalpel qui tue plus souvent qu'il ne guérit.

Maladies des Intestins.

TOUTES ces maladies, quelle qu'en soit la dénomination, proviennent de la même source. Les symptômes sont différens, mais les mauvaises humeurs occasionnent toutes les coliques, les maux de ventre, les diarrhées, les constipations, etc., etc. Employez donc la médecine avec confiance et à fortes doses, et la guérison ne se fera pas attendre.

Des Membres et de la Force musculaire.

PLUS le ventre augmente de volume, plus les bras, les jambes et les cuisses deviennent petits et faibles. Mais employez la médecine végétale pendant un mois, et vous vous apercevrez que le ventre diminue, que les membres reprennent leur vigueur, que l'esprit jouit de toute son énergie. De fortes frictions faites avec une brosse en peau, accéléreront les progrès de la guérison, et des couleurs vives et animées remplaceront cette coloration épaisse occasionnée par les humeurs stagnantes, qui entravent la circulation du sang et l'empêchent de donner au visage la vie et l'expression qui lui manquent.

Petite vérole. — Rougeole. — Coqueluche.—Eruptions cutanées.

LE sang voulant se dégager des humeurs qui l'incommodent, fait des efforts pour y parvenir, et donne naissance à cette foule d'affections, qui ne sont avec la médecine végétale que de légères indispositions. Le vomissement occasionné souvent par le n° 2, les guérit en quelques jours, et les purgations végétales amènent les plus heureux résultats.

Tremblement.

Cette maladie, qui fait peine à voir, vient de l'humeur morbide qui se fixe sur les nerfs. Elle ne peut être guérie qu'en nettoyant ces vaisseaux de la cause qui amène cet état convulsif, ce qui demande souvent plus de temps que le malade n'a de patience.

Vieillesse.

La mort est causée, disent les médecins, par la stagnation des mauvaises humeurs dans le corps, par le mauvais état des os et la diminution des vaisseaux sanguins. Si la non fluidité des humeurs, si l'épaississement ou la diminution du sang causent la mort, pourquoi donc éviter les purgations, pourquoi nous laisser enlever du sang! Ne s'opère-t-il pas, par l'âge et par les accidens, une assez grande déperdition du sang, pour que nous en soyons plus avares. Ouvrons donc les yeux à la lumière, et ne rejetons pas un système nouveau parce qu'il est simple, parce qu'il est dénué de ces expressions scientifiques qui nous empêchent de voir et de comprendre.

Observations générales.

C'est par l'évacuation que nous délivrerons les membres attaqués de tumeurs, de l'humeur stagnante qui s'y est fixée. Les torsions de l'épine dorsale et les autres difformités traitées à temps se guériront par le même moyen, parce que cette médecine pénètre dans les jointures, dans les os, pour en chasser ce qui obstrue le sang, et empêche la nutrition de ces parties.

Nous ne pouvons donner la définition de toutes les maladies qui affligent l'humanité et qui ne tirent leur source que de la viciation des humeurs, et nous nous résumerons en disant, avec la conviction que nous donnent des milliers de guérisons, que les ulcères, les affections cérébrales, les maux d'estomac et de poitrine, le choléra, la fièvre jaune, les hydropisies, les vers, les convulsions, l'asthme, les palpitations, etc., et toutes celles qui se trouvent classées à la fin de cet ouvrage, sont radicalement guéries par la médecine végétale universelle. Je n'en excepte pas le bégaiement que guérit la médecine accompagnée de frictions fréquentes à la gorge, au cou et aux joues; les pieds froids dans lesquels la purgation végétale rétablit la circulation; les blessures, en purifiant le sang et en chassant même au-dehors les substances étrangères; les brûlures à tous les degrés, lorsqu'on les couvre d'huile ou de crême et qu'on dérive l'inflammation par de fortes doses. Le flux de sang sera aussi arrêté par les purgatifs végétaux, et c'est en donnant plus de force au sang et en dérivant l'inflammation, que les fractures, l'amputation et toutes les opérations chirurgicales se termineront heureusement. Ainsi, au résumé, les maladies fébriles, convulsives ou nerveuses, les maladies organiques ou avec lésion, le changement dans la texture des organes, le délire, la soif ardente, la chaleur du corps, les battemens de cœur tiennent au contact de particules acrimonieuses qui ont pénétré dans le sang, et qui stimulent douloureusement les tissus organiques, au travers desquels il ne peut pénétrer librement. Ce n'est qu'en les expulsant avec courage que notre corps recouvrera la force et la santé. Si je n'ai point parlé de la rage, c'est que nous n'avons pas encore trouvé l'occasion d'administrer le remède dans cette terrible maladie.

Contestation.

DES hommes faibles et timides ayant employé le remède végétal universel, ont pensé qu'ils se guériraient de leurs maux en quelques heures. D'autres en ont fait usage plus longtemps, mais leur mal ayant paru augmenter (ce qui pour nous est un signe certain de guérison), ils se sont effrayés, et ils ont fait à leurs médecins l'humble aveu de leur faute. Dès-lors les récriminations n'ont pas manqué. Cette médecine, ont-ils dit, peut être bonne, mais non dans tous les cas. Le corps s'y accoutume. Elle enlève les substances gélatineuses et les glaires qui servent de tissus aux intestins et en défendent les parois. De là, disent-ils, les graves accidens qui causent la mort. La médecine affaiblit et débilite les organes, produit la fièvre, les inflammations, les coliques. Les maladies chroniques résistent à son efficacité.

Les partisans de la médecine prétendent, au contraire, que toutes les maladies proviennent de la même cause, l'altération des humeurs, et que toutes peuvent être guéries par ce seul moyen. Selon eux, on peut l'employer à tout âge et en toute saison, et elle produit les effets les plus salutaires. Ces substances et ces glaires sont des dépôts d'humeurs et non les soutiens des intestins. La médecine végétale procure le sommeil, réveille l'appétit, amène la gaîté, rend l'agilité, dissipe la mélancolie, empêche la mort subite, la gangrène et l'apoplexie; elle n'occasionne aucun dérangement. Elle donne de la vigueur à l'esprit, corrige les difformités du corps et conduit à la vieillesse.

Elle est amère, mais cette amertume disparait en la mêlant à quelqu'autre substance.

Elle donne quelquefois de légères coliques et la fièvre.

Elle excite le vomissement; elle occasionne des douleurs plus ou moins vives, mais toutes ces indispositions assurent la guérison.

Elle cause quelquefois, par la fréquence des selles et l'âcreté des humeurs, une inflammation passagère, mais cette inflammation n'est jamais dangereuse, et elle se dissipe à volonté par le n° 1 et les tisanes rafraîchissantes, ou par quelques jours d'interruption dans le traitement.

On éprouve un certain malaise; un abattement, une pesanteur semblable à celle que nous ressentons par un temps chaud, lorsque notre sang est imprégné d'humeurs; ce désagrément ne provient pas du remède, mais de son action sur les humeurs, car en continuant avec persévérance par le n° 1 et le n° 2, on obtient les résultats les plus avantageux; tandis que la santé se détériore et revient de nouveau à son état maladif, si l'on discontinue le traitement avant la guérison.

Enfin les médecins nous offrent autant de remèdes différens qu'il y a de maladies, et s'ils sont appelés auprès d'un malade, leurs opinions diffèrent presque toujours quand elles ne sont pas contraires. Or, une science doit s'appuyer sur des bases solides, et puisque tous les corps sont organisés de même, tous doivent se traiter de la même manière, ce que nous apprennent les animaux qui savent trouver par instinct le remède qui les guérit, et qui semblent nous indiquer que les purgatifs végétaux ont seuls cette propriété.

D'après cette divergence d'opinions, il est

difficile d'être d'accord ; c'est pourquoi les partisans de l'hygéisme demandent un Jury composé d'hommes intègres, pour juger le débat qui intéresse au plus haut point la santé de l'homme et son bien-être. En attendant nous accumulerons les preuves, nous multiplierons les guérisons et nous suivrons la voie tracée par la nature. Une terre croupissante et fangeuse ne devient fertile que par l'écoulement des eaux et par l'engrais qu'on lui donne. Pour rendre la santé aux corps, nous favoriserons l'écoulement des humeurs, (nous rappelant que dans un homme qui pèse 160 livres, il y a 140 livres d'humeurs et seulement 15 à 20 livres d'os), et nous conseillerons une nourriture saine et substantielle et non une diète excessive, pendant le cours du traitement.

CONCLUSION.

MALGRÉ la clarté de nos raisons, malgré la force de nos principes, les usages établis subsisteront longtemps encore, mais chaque jour le nombre des partisans de l'hygéisme augmente. Déjà il dépasse nos espérances, et tôt ou tard la vérité triomphera. Voici des faits. L'Allemagne, la Turquie, la Russie, l'Angleterre, les Indes, les États-Unis, où la chancellerie de la république a décrété 50,000 f. de dommages-intérêts contre quiconque contreferait le remède végétal; tous ces états, dis-je, ont adopté le système de M. Morison. Jamais remède n'a joui d'une telle popularité; jamais consommation n'a été plus grande, puisque déjà plus de deux millions de francs ont été déposés pour frais de timbre dans le trésor du gouvernement anglais. C'est là, ce me semble, un témoignage bien frappant en faveur de la nouvelle doctrine médicale. D'après ces faits, à quoi serviraient les exemples? Ceux qui ont besoin d'étayer une opinion fausse en inventent, en citent, et n'en abusent pas moins de la confiance. Forts de la vérité de notre doctrine, nous dirons: Essayez, et vous reconnaîtrez bientôt si nous avons dit vrai. Bien d'autres avant vous ont employé contre nous l'arme du ridicule; ils ont regardé notre doctrine avec mépris, mais des faits palpables les ont rendus les plus grands admirateurs de l'hygéisme. Quelque défavorable que soit aujourd'hui votre opinion, elle changera, et vous marcherez sur leurs traces.

Douze mille boîtes ont été débitées, en moins de deux ans, par un seul dépositaire dans le département de l'Oise; voyez donc si la mortalité s'en est accrue. Ce fait ne parle-t-il pas assez haut en faveur de l'hygéisme?

TRAITEMENT.

Serò medicina paratur, cùm mala per longas invaluère moras.

TOUT remède est impuissant, lorsque la maladie s'est accrue par un délai trop prolongé.

D'après cet axiôme, nous devons recourir au remède, aussitôt que le corps n'est plus dans son état normal.

La médecine végétale universelle est de trois sortes :

Les pilules n° 1,

— n° 2,

Les poudres végétales apéritives. Celles-ci disposent et rafraîchissent le corps. Elles sont d'un goût agréable. On les prend à toute heure, avec ou sans pilules. La dose est d'une cuillerée à bouche dans un demi-verre d'eau, ou dans une injection émolliente. Les pilules n° 1 sont apéritives; elles purgent doucement les humeurs bilieuses et collantes, les détachent et les expulsent sans peine, sans douleur. Le n° 2 chasse également, mais avec plus de force, les humeurs séreuses, âcres et putrides.

Généralement, dans les maladies opiniâtres, on craint de prendre de fortes doses et cependant *des hommes, des femmes, des enfans ont pris jusqu'à vingt, trente, cinquante, cent pilules dans un jour, et la guérison n'en a été que plus complète et plus prompte.*

La médecine végétale est bonne en toute saison, à toutes les températures (chaude, froide ou pluvieuse), elle n'a besoin d'aucune préparation. On peut prendre le n° 1 même après avoir mangé, et le n° 2 deux ou trois heures avant de se mettre à table.

La dose pour les enfans, depuis la naissance jusqu'à l'âge de deux ans, est de une à trois; pour les enfans de deux à dix ans, de quatre à huit; pour les enfans au-dessus de dix ans de cinq à dix.

Ce nombre doit être augmenté si la maladie l'exige, et dans ce cas on doit appuyer sur la dose de limonade, et prendre les boissons rafraîchissantes telles que l'eau d'orge, l'eau sucrée, l'eau de groseilles, l'eau de cerises, l'eau de guimauve, l'eau de fleurs de tilleul, et surtout le thé léger ou l'eau de feuilles d'oranger, quand on veut mettre fin au vomissement qui n'est jamais dangereux. Nous terminerons cette esquisse par une instruction particulière sur le traitement des maladies, et nous nous trouverons suffisamment récompensés de notre travail, si nous grossissons le nombre déjà si grand des partisans de la nouvelle doctrine médicale.

INSTRUCTION

SUR LA

MANIÈRE DE TRAITER LES MALADIES

PAR LE

Remède végétal de J. Morison,

Président du collége de santé de Londres.

Hic salvus erit qui perseveraverit.

Celui-là sera sauvé qui aura persévéré.

Observations préliminaires. — Il y a des malades en toute saison, et le remède de M. Morison peut et doit être employé en toute saison, parce que la sécheresse, l'humidité, le froid, la chaleur, ne diminuent rien de son efficacité.

Les maladies proviennent d'après l'opinion de M. Morison, de la viciation des humeurs et de l'épaississement du sang dont elles gênent la circulation, c'est pourquoi l'inventeur a décoré sa découverte du titre de médecine universelle. Peu importe que l'on crie au charlatanisme, pourvu que l'application du remède ne démente point ce titre. Les malades doivent en user avec confiance, surtout avec persévérance. Ils s'abstiendront de vin pur et de liqueurs fortes pour ne pas arrêter les bons effets des pilules.

Quelquefois le malade éprouve, pendant le cours du traitement, de la fièvre, des coliques, un surcroît de douleurs, des envies de vomir; mais alors la guérison est certaine, puisque la cause du mal est déplacée par le remède. Dans ce cas, c'est donc l'humeur et non le remède qui affecte péniblement tous les organes qu'elle doit parcourir avant d'être expulsée, et c'est alors surtout qu'il faut persévérer, en augmentant les doses.

Plusieurs autres, affligés d'hémorroïdes internes ou externes éprouvent une inflammation passagère occasionnée par l'âcreté des humeurs expulsées par les selles. Ce malaise n'a rien d'inquiétant, et il disparaît soit en diminuant les doses, soit en prenant seulement le n° 1 pendant un ou deux jours, et en faisant usage pour boissons de lait chaud ou de lait coupé. Quelques lavements émollients adoucissent aussi la matière âcre et brûlante qui reste à évacuer.

Beaucoup de personnes attaquées de maladies graves ont réuni le n° 1 et le n° 2 en une seule dose qu'elles ont prise le soir, trois ou quatre heures après souper, ou le matin deux ou trois heures avant le déjeûner, et ce traitement leur a parfaitement réussi.

On effraie parfois ceux qui veulent avoir recours à ce remède, en leur donnant à croire qu'une purgation souvent répétée affaiblit à la longue ou bien que le corps s'y habitue. Or, dix années d'expérience nous ont appris que la force est en raison des mauvaises humeurs expulsées, et que l'on s'habitue si peu à ce remède qu'il ne faut par l'usage que deux ou trois pilules pour produire beaucoup d'effet à ceux qui s'étaient d'abord servis inutilement de dix pilules n° 2. D'autres n'ont employé que le n° 1 le matin, à midi et au soir et la maladie a disparu, et les personnes ont été plus fortes qu'elles ne l'avaient jamais été. Voici d'ailleurs pour le traitement des maladies des données positives que l'on peut outrepasser, puisque des enfans, des femmes, des vieillards, des personnes faibles et débiles ont pris jusqu'à 30, 40, 50, 80 et 100 pilules par jour, dans des cas graves, sans qu'il en ait résulté autre chose qu'une crise plus ou moins violente terminée par un prompt rétablissement ; mais nous ne conseillons cette marche que dans des cas dangereux ou désespérés.

Légères indispositions.

Nausées.
Manque d'appétit.
Maux de tête.
Maux de dents.
Debilités.
Dartres farineuses.
Assoupissement.
Eblouissement.
Melancolie.
Pituites.
Tremblement.
Oppressions de la poitrine.
Constipation.
Diarrhee.
Fièvre.
Engorgement des glandes.
Coliques.
Extinction de voix.
Embonpoint excessif.
Saignement du nez.
Insomnie.
Tumeurs ou abcès.
Engelures.
Rhumes légers.
Rougeole.
Coqueluche.
Gourmes.
Pâles couleurs.
Tintement d'oreilles, etc.

Traitement des légères indispositions. Prenez de deux à cinq pilules du n° 1, le soir et deux heures après souper. Prenez-en de deux à cinq du n° 2, le matin et deux ou trois heures avant le déjeuner.

Les personnes auxquelles ces doses ne suffiraient point, peuvent en prendre, sans le moindre danger, de 5 à 10 du n° 1 le soir et de 5 à 10 du n° 2 le matin.

Pour ne point s'apercevoir de l'amertume de ces pilules, on peut les avaler dans une cuillerée de sirop, de confitures, de miel, de lait, d'eau sucrée ou de pomme cuite.

Maladies graves.

Indigestion.
Vomissement.
Affections nerveuses.
Dérangement de la menstruation.
Morsure.
Phthisie.
Consomption.
Rhumatisme.
Gastrite.
Tic douloureux.
Maladies du foie.
Jaunisse.
Gravier.
Pierre.

Rétrécissement de l'urètre.
Asthme.
Spasme.
Goutte sciatique.
Lombago.
Hernie.
Engourdissement des jambes.
Palpitations de cœur.
Petite vérole.
Eruptions cutanées.
Gale.
Scorbut.
Cicatrices.

Dartres invétérées.
Ulcères-cancers.
Erysipèles.
Ecrouelles.
Maladies vénériennes.
Fleurs blanches.
Affaiblissement de la vue.
Brûlures.
Chancre.
Contre-coups.
Accouchemens laborieux.
Vers.
Teigne, etc.

Traitement des maladies graves. Prenez

de 5 à 10 pilules du n° 2 à 6 heures du matin. Prenez-en de 5 à 10 du n° 1 à midi. A quatre heures, prenez-en de 5 à 10 du n° 2. A dix heures du soir, de 5 à 10 du n° 1. Continuez avec le n° 1 à deux heures et le n° 2 à six heures du matin, et ainsi de suite, si le malade ne repose pas et ne se sent pas mieux.

Lorsque la santé s'améliore, ou lorsque la faiblesse et la douleur ne forcent pas de garder le lit, on se contente de 5 à 15 pilules du n° 1 le soir, et de 5 à 15 du n° 2 le matin.

Il est bon de n'élever la dose que graduellement, à moins d'un danger imminent, c'est-à-dire que celui qui prend d'abord deux pilules doit en prendre la seconde fois trois, puis quatre, puis cinq, etc. Quand on entre en convalescence, il faut aussi diminuer les doses de jour en jour et ne pas cesser d'en prendre tout d'un coup.

On excite le vomissement en administrant quelques pilules délayées à l'eau bouillante, mais si l'on vomit de suite, il faut faire prendre une seconde dose immédiatement afin qu'elle agisse à l'intérieur.

Les boissons dont on peut faire usage sont :

1° La limonade rafraîchissante en poudre

de M. Morison, prix : 1. 50 la boîte. On en met une cuillerée à bouche dans un verre d'eau tiède ou froide.

2° La tisane de fleurs de tilleul, de réglisse ou de guimauve.

3° Le thé léger, l'eau sucrée, l'eau de pruneaux et surtout le lait coupé chaud et sucré et même le lait pur, si l'estomac peut le supporter.

Maladies les plus graves.

Choléra.	Hydropisie.	Brûlures à tous les degres.
Apoplexie.	Epilepsie.	Convulsions.
Paralysie.	Fièvre cérébrale.	Léthargie, etc.
Croup.	Fièvre typhoïde.	
Esquinancie.	Asphyxie.	

Traitement des maladies les plus graves. Faites délayer à l'eau bouillante et dans deux vases séparés, 50 pilules n° 1 et 50 pilules n° 2, de manière qu'elles soient réduites en une bouillie épaisse ou même en liquide. Faites-en avaler toutes les deux heures, ou toutes les demi-heures, ou même tous les quarts d'heure suivant la gravité du mal, une cuillerée à café pleine. Réitérez la dose, si le malade la vomit de suite, sans que le mal diminue, et donnez alternativement du n° 1 et du n° 2, tant que le danger sera passé. Si le malade conserve sa connaissance et peut les avaler, on procède comme dans les maladies graves, mais par doses de 10 à 20 de chaque n°. Cependant les pilules reduites en liquide agissent plus promptement. Elles se digèrent aussi plus facilement, lorsqu'on les a laissées s'attendrir et non se dissoudre dans quelques gouttes d'eau pendant cinq ou six heures.

S'il n'est pas possible de faire avaler les pilules même dissoutes, on les donne en lavements à la dose de 20 à 25 du n° 2.

Lorsque le malade se sent mieux, il peut se contenter de 5 à 20 pilules du n° 1 le soir, et de 5 à 20 du n° 2 le matin.

On administre les pilules n° 1 et n° 2 aux enfants depuis la naissance jusqu'à l'âge de deux ans, à la dose de une à cinq répétée selon la gravité du mal, soit en les coupant par morceaux et en donnant le sein, après les avoir placées au fond de la bouche, soit en les faisant fondre et les donnant en liquide, et en réitérant la dose, si le malade la vomit de suite.

On doit aussi employer les pilules dans le traitement des fractures et de l'amputation pour dériver l'inflammation.

Les boîtes sont en bois et les mots *Morison's universal medicines* sont gravés sur le timbre du gouvernement anglais en lettres blanches sur un fond rouge. Chaque timbre est aussi revêtu de la signature de l'auteur : La médecine serait contrefaite, s'il en était autrement.

On vend, pour mieux tromper le public, des boîtes en bois de sapin entourées du même timbre et contenant les pilules écossaises. Les pilules du Dr Franck jouissent aussi d'une certaine vogue, mais nous attribuons aux pilules Morison une efficacité bien autrement remarquable.

Les boîtes se vendent chez les dépositaires, agents et sous-agents autorisés par MM. Morison et Arthaud, au prix de 2, 4, 6 et 14 francs la boîte.

IMP. DE MOISAND.

www.ingramcontent.com/pod-product-compliance
Ingram Content Group UK Ltd.
Pitfield, Milton Keynes, MK11 3LW, UK
UKHW032019260826
14628UKWH00006B/2578

9 782019 645533